T Tc
241.

QUESTIONS
MÉDICALES

PAR

HENRI FAUVEL

PRIX : DEUX FRANCS

LE HAVRE

DOMBRE, ÉDITEUR

10, Place de l'Hôtel-de-Ville, 10

1890

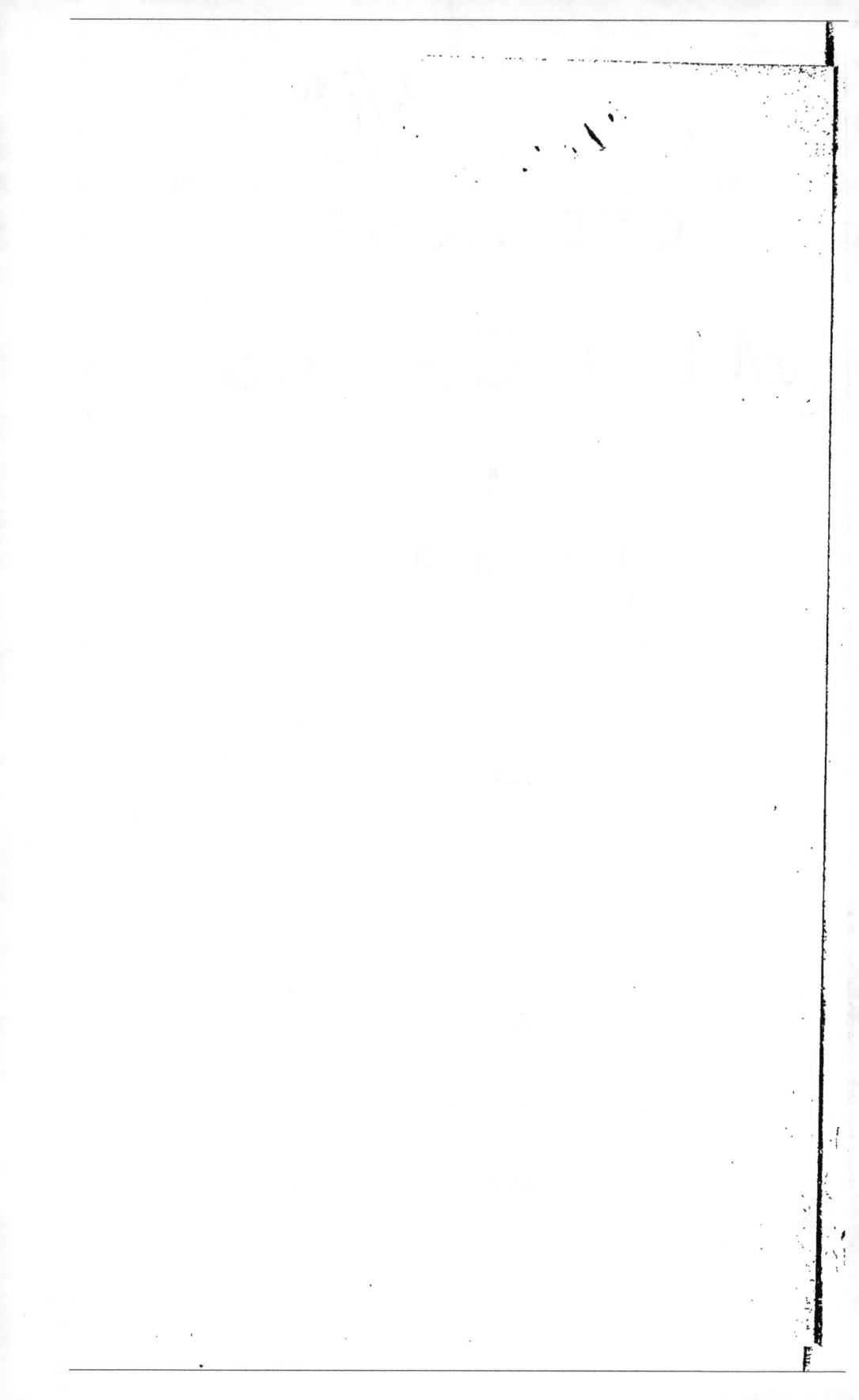

QUESTIONS MÉDICALES

HENRI FAUVEL

QUESTIONS

MÉDICALES

LE HAVRE

DOMBRE, ÉDITEUR

—

1890

QUESTIONS MÉDICALES

C'est un devoir pour chaque ville d'assurer des
secours à tous ses habitants nécessiteux, surtout
quand ces personnes se trouvent malades ou infirmes.
Notre ville du Havre, qui est si généreuse de cœur et
d'argent, accorde à ses pauvres près de la sixième
partie de ses ressources, ce qui fait 700,000 francs par
an, si cela peut vous intéresser. Le chiffre est énorme.
Seulement, l'année dernière, plusieurs de nos conci-
toyens se sont aperçus enfin que, pour les sommes que
l'on dépensait, le résultat obtenu était bien mince. On
a fait des recherches, on a fait des enquêtes près des
principales municipalités de France et l'on a trouvé
que la ville du Havre, qui est une grande ville, une
ville de travail et de progrès, était, malgré ses sacri-
fices, bien au-dessous des autres, pour les secours
qu'elle accorde à ses malheureux.

Les médecins étaient intéressés dans la question. Il s'agissait avant tout de secours médicaux. Plusieurs médecins du Havre ont écrit à ce sujet des lettres, de longues lettres dans les journaux. Un de nos plus respectés confrères, M. le docteur Gibert a eu le premier l'honneur de poser le problème et de proposer sa solution. Je résume en deux lignes l'opinion de M. Gibert : 1° Restreindre, le plus possible, le séjour des malades à l'Hôpital ; 2° faire disparaître les Bureaux de Bienfaisance et les remplacer par des *Dispensaires,* où les malades, sauf les impotents et les malades gravement atteints, seraient traités aux consultations externes.

Je n'ai pas besoin d'ajouter que la proposition de M. le docteur Gibert, malgré tout le respect qu'elle devait rencontrer près de nous, devait soulever aussi de grandes et de légitimes objections. M. le docteur Leprévost a répondu, également par des lettres dans les journaux. Nous nous attendions à cette entrée de M. Leprévost dans la question. Nous espérions de lui, sinon la solution définitive, au moins des vues neuves, peut-être même hardies et, quand nous avons appris qu'il se proposait de soumettre, sur la question, un travail à la Société d'Etudes diverses, nous étions d'avance reconnaissants à MM. les Membres du Bureau d'en avoir autorisé l'impression préalable, afin de donner vite au public l'opinion impatiemment attendue d'un aîné qui a déjà presque l'autorité d'un ancien.

Je ne résume pas encore les vues de M. le docteur Leprévost, mais qu'il me soit permis d'avouer que son travail nous a profondément déçus.

Il y avait beaucoup à répondre à M. le docteur Gibert et tout ce qu'il y avait à répondre, M. Leprévost ne l'a pas fait. M. Leprévost, dans son long travail, s'occupe de statistiques et il est fâcheux que beaucoup de ces statistiques aient été reconnues incomplètes, quelquefois même inexactes. Mais ce n'est pas mon affaire de montrer ces inexactitudes et, d'après mes informations, mon laborieux confrère M. le docteur Bottard doit, après moi, s'en charger. Qu'il me soit permis de lui en exprimer ici toute ma reconnaissance anticipée.

Je résumerai en quelques mots, comme je l'ai fait pour M. le docteur Gibert, l'opinion de M. Leprévost:

1° Les secours à l'Hôpital sont parfaitement organisés et la durée de séjour n'y est nullement exagérée ;

2° (C'est là le point principal de la question), les secours médicaux, délivrés par le Bureau de Bienfaisance, sont *peut-être* insuffisants. Cette seconde question si importante, la seule importante, pourrais-je dire, contient, dans une brochure de plus de cinquante longues pages, à peu près cinq lignes. C'est bien peu de chose et nous sommes fâchés que M. Leprévost se soit appesanti si peu sur le point le plus sérieux de la question. Par contre, nous trouvons dans la brochure des statistiques délivrées par M. le Maire de Malleville-lès-Grès; que vient faire ici M. le Maire de Malleville-lès-Grès ? Nous y retrouvons également des citations, en style de feuilleton, de nos reporters à la mode. Nous attendions davantage de M. Leprévost.

Permettez-moi de la poser, à mon tour, cette question si intéressante. Je n'ai pas la prétention d'apporter la solution définitive, mais de signaler les vices du *service médical* de l'Assistance publique au Havre. Car, il ne s'agit nullement ici d'un vice administratif, et d'ailleurs je n'aurais pas le droit de vous le signaler. J'ai le grand honneur d'être chirurgien-adjoint des Hôpitaux et médecin du Bureau de Bienfaisance et, si j'avais une critique à faire, je n'aurais pas le droit de la faire en public. Une Administration est comme une famille dont on doit prendre la défense en toutes les occasions. Et puis, tous ceux qui se sont trouvés en rapport avec les Administrations des Hôpitaux et du Bureau, tous, malades et médecins, ont toujours rencontré la plus grande bienveillance et la plus grande activité. Encore une fois, il s'agit du service médical, tout à fait insuffisant, disons le mot, tout à fait enfantin et barbare, si on le compare au service médical des autres grandes villes de France.

Les secours médicaux, tels qu'ils sont délivrés administrativement aux malades indigents de la ville du Havre, se divisent en :

1° Secours donnés par les Hôpitaux et la Maternité;
2° Secours du Bureau de Bienfaisance.

Les secours délivrés par les Hôpitaux et la Maternité sont, je puis le dire, admirablement organisés et ne le cèdent pas à ceux des autres villes.

Les secours des Hôpitaux comprennent :

1° La consultation externe qui a lieu tous les matins, à chaque Hôpital ;

2° Les salles de médecine, de chirurgie et d'accouchement.

Le service des consultations laissait un peu à désirer. Il y avait tous les mois un nouveau médecin consultant à chaque Hôpital, et ce changement trop fréquent ne permettait pas au médecin de suivre attentivement les malades. Au mois de décembre dernier, la Commission administrative a réuni les médecins pour leur demander les réformes à établir dans le service médical, et cette réunion a été très féconde pour nos malades. Il a été décidé que le même médecin devait consulter pendant au moins quatre mois consécutifs ; l'application de cette mesure a déjà donné les résultats les plus satisfaisants. De nombreux malades indigents sont étudiés là, sont suivis, reçoivent tous les soins nécessaires et il est certain que le nombre des entrées à l'Hôpital a dû s'en trouver notablement diminué.

Quant aux secours qui sont délivrés dans les salles, aux malades plus gravement atteints, il est permis de dire qu'ils sont des plus satisfaisants : les pansements antiseptiques sont largement et libéralement fournis à tous nos blessés et il serait souvent difficile de pratiquer en ville un pansement tel qu'il se trouve fait à l'Hôpital. La plupart des médecins rivalisent de zèle et j'ai bien rarement entendu un malade, (il en est pourtant d'exigeants), se plaindre des secours qu'il avait reçus à l'Hôpital.

Cependant, on peut faire une grave critique au sujet du traitement des malades à l'Hôpital. Tous les malades qui se présentent à la consultation externe, ou qui demandent à entrer dans les salles, ont-ils réellement le droit à l'entrée ? Il est exigé, je le sais bien, un certificat d'indigence, délivré par le commissaire de police de chaque quartier. Mais, réellement, ce certificat est accordé à presque toutes les personnes qui le demandent. La plupart du temps, nulle enquête n'est faite. C'est ainsi qu'il se présente très souvent des personnes qui pourraient facilement subvenir à leur entretien et à leur traitement et qui, avec le trop libéral certificat, vont tomber à la charge de la ville. Très souvent aussi, j'ai reconnu à la consultation de l'Hôpital, des malades du Bureau de Bienfaisance qui, trouvant les secours insuffisants au Bureau, viennent demander à l'Hôpital un secours qui ne leur est pas dû. Mais surtout, et c'est un point sur lequel je me permets d'appeler votre attention, il se présente à l'Hôpital des malades de Sociétés de Secours Mutuels, des blessés d'Assurances, qui arrivent là, envoyés par leur médecin ou leur patron, et qui prennent pour eux les secours uniquement destinés aux pauvres. Vous savez que les patrons sont responsables des accidents arrivés pendant le travail, mais la plupart des patrons ne paient pas pour les soins à donner à leurs blessés; ils sont engagés seulement pour la constatation de la blessure et de la guérison et pour qu'une indemnité (oh ! une bien minime indemnité) soit délivrée à ces blessés. Le médecin de l'Assurance refuse les soins et les pansements, — qu'il ne doit pas d'ailleurs, — et le blessé vient se faire guérir à l'Hôpital. Quel est le coupable ? Ce n'est pas le pauvre blessé, ce n'est pas le médecin ; c'est le patron, qui fait des économies à nos dépens, aux dépens de notre ville. — « Mais ce sont là des exceptions, me direz-vous, et vous vous attardez à des exceptions. » — Non pas. Un Directeur d'Assurances me disait un jour que, sur cinquante patrons assurés, il y en avait à peine dix qui consentaient à payer les frais des soins et des médicaments. Le Directeur d'Assurances en était navré lui-même. « Nous n'y pouvons rien, m'ajoutait-il. »

Mais, me direz-vous, il n'y a pas seulement un médecin à la porte de l'Hôpital, pour reconnaître l'urgence de l'entrée d'un blessé ; il y a aussi un Directeur qui examine, qui retourne dans tous les sens les malades pour connaître leur condition de fortune, pour découvrir au compte de quel patron ils ont été blessés, à quelle Société de Secours ils appartiennent (1). Le zèle et l'activité de M. le Directeur des Hôpitaux sont connus et appréciés depuis longtemps, mais très souvent aussi, il se trouve désarmé devant les fraudes, devant

---

(1) Ceci ne doit point être désagréable aux Sociétés de Secours Mutuels ; je pose en principe que les Sociétés de Secours Mutuels doivent tous les secours à leurs malades ; c'est aux médecins de Sociétés de Secours Mutuels à faire leur service et à ne pas admettre des personnes maladives qui deviennent une charge pour la mutualité.

le refus de payer qu'opposent les patrons. Un jour, je lui signalais le cas d'un blessé d'Assurances qui venait se faire panser à l'Hôpital. — « Nous n'y pouvons rien », me disait-il, absolument comme le Directeur d'Assurances. M. le Directeur des Hôpitaux peut-il humainement refuser l'entrée à l'Hôpital d'un blessé, dont l'état est certifié par le médecin de consultation et que son patron abandonne sans secours médicaux ni pharmaceutiques ? Il ne le peut pas.

Ce que je viens de dire là des blessés d'Assurances et des malades de Sociétés de Secours Mutuels, je pourrais le dire aussi des malades étrangers qui se trouvent de passage au Havre. Je connais un Consul (et tous les médecins qui ont fait le service de consultation à l'Hôpital le connaissent aussi bien que moi) qui vient en personne avec ses malades, à la consultation gratuite des Hôpitaux, même quand ses malades ne sont pas indigents et pourraient parfaitement se faire soigner en ville.

Je n'exagère pas en déclarant que, au moins un tiers des malades qui sont traités à l'Hôpital ne sont pas indigents et viennent grever notre budget d'assistance publique, pour le plus grand profit des particuliers, des patrons, des Sociétés de Secours Mutuels et des gouvernements étrangers.

Une autre critique pourrait être adressée au sujet de certains malades, indigents cette fois, qui entrent à l'Hôpital : plusieurs blessés viennent là, d'après le conseil de leur médecin, pour se faire opérer. Souvent, ils restent de longs jours à occuper un lit inutilement, sous prétexte de s'accomoder au milieu nosocomial. Je connais un malade qui venait pour être opéré d'une hydrocèle et qui a attendu, bien impatiemment, quinze jours, avant de se faire ponctionner. N'y a-t-il pas là un abus et cet abus est plus fréquent que l'on ne pense ?

Ce sont des questions de détail ; mais ces détails entrent en compte. Ma conclusion, au sujet de la première question de l'Assistance publique que je viens d'examiner, au sujet des Hôpitaux, c'est que le service médical y est parfaitement organisé, mais que l'entrée à l'Hôpital est trop largement ouverte à des malades, à des blessés qui tombent à la charge de la Ville. La Ville doit défendre ses intérêts et ne doit pas payer des frais si onéreux de guérison, à la place des patrons, à la place des Sociétés de Secours Mutuels, à la place des gouvernements étrangers.

J'ai dit que le service médical des Hôpitaux était admirablement organisé.

Permettez-moi cependant encore de signaler une grave, une très grande lacune d'hygiène, c'est-à-dire de sécurité. Des maladies aussi contagieuses que la rougeole, la scarlatine, la variole, ont leurs pavillons isolés, loin de l'Hôpital, dans les dépendances de l'Hôpital, à la Côte. Je m'étonne de ne pas trouver un chalet également pour des maladies encore bien plus contagieuses et bien plus terribles souvent par les conséquences de leur contagion, pour le croup et pour l'érysipèle. Il devrait y avoir un pavillon isolé pour le croup et pour l'érysipèle. Or, ces terribles maladies, le croup et l'érysipèle, sont soignées dans nos salles d'enfants, dans nos salles de blessés. J'exagère : elles sont soignées dans les cabinets des salles. Mais qu'est-ce, en fait d'isolement, que le cabinet d'une salle, quand la distance est si minime, quand les infirmiers, les internes, les médecins, sont les mêmes ?

Je m'étonne encore plus de voir tous les malades atteints des maladies les plus contagieuses comme la variole, le croup, l'érysipèle, transportés à l'Hôpital, savez-vous dans quelles voitures ? Dans nos *voitures de place* que tout brave habitant de la ville offre le dimanche à sa famille pour faire le tour de notre admirable Boulevard Maritime. Heureux les riches de la terre qui ont une voiture à eux pour leurs enfants ! Ceux-là ne se trouveront pas le dimanche dans un coupé où, la veille, un pauvre varioleux, un petit croup se trouvait cahoté. — Dans une grande ville comme le Havre, dans une ville vraiment intelligente et vraiment moderne, ne devrait-il pas y avoir un fiacre, un seul, toujours prêt et tous les jours désinfecté, à la disposition des malades dont le médecin ordonne le transport à l'Hôpital ?

*
* *

Il me faut aborder maintenant la seconde partie de la question de l'Assistance publique, les secours distribués par les Bureaux de Bienfaisance. Il est reconnu que l'Assistance publique au Havre est complètement

insuffisante, en retard sur l'Assistance publique des
autres villes et qu'elle ne répond nullement aux sacri-
fices, tout à fait extraordinaires, que la ville s'impose.
Pour moi, cette insuffisance vient uniquement du
manque absolu d'organisation du service médical des
Bureaux de Bienfaisance.

Cette insuffisance du service du Bureau de Bienfaisance est flagrante ; il n'est parmi vous personne qui
n'ait entendu s'en plaindre. Mais elle n'est pas avouée.
Loin de là. Dernièrement, au mois de décembre, dans
la réunion des médecins de l'Hôpital, dont je vous ai
parlé, au sujet des réformes à apporter dans le service
médical de l'Assistance publique, j'ai pris la liberté de
demander si mes confrères comptaient parler du
Bureau de Bienfaisance, la principale question pour
moi. Je fus tancé très vertement. Il y avait parmi
nous deux de mes confrères du Bureau de Bienfaisance.
— « Nos services ne laissent rien à désirer, m'ont-ils
répondu, nous passons une heure par semaine à notre
consultation du Bureau. Si vous avez des réformes à
faire, faites-les dans votre service. » Sur certaines de
mes représentations, ils s'adoucirent. — « Les médecins du Bureau de Bienfaisance vont être réunis, ces
jours-ci, pour étudier la réorganisation du service ;
attendez. » Six mois se sont écoulés, les médecins ne
se sont pas réunis et les choses marchent comme
autrefois, c'est-à-dire très mal.

Vous allez m'arrêter et me dire : Vous abordez là,
Monsieur, un sujet singulièrement délicat et pénible ;
vous éclatez contre l'insuffisance d'organisation d'un

service médical, mais, ces choses là se discutent entre vous, entre médecins. Vous devez avoir au Havre un lieu de réunion, tous les mois au moins, où ces choses de la profession sont examinées.

Hélas, en fait de Société médicale, nous n'avons au Havre qu'un Syndicat. C'est bien peu de chose, vous l'avouerez, en fait de réunion scientifique. Du temps de notre digne et regretté confrère, M. le docteur Maire, il y avait au Havre un Société scientifique médicale. Depuis la mort de M. Maire, m'a-t-on dit, on n'aurait pu étudier que la botanique aux réunions très clairsemées de la Société médicale : des champignons poussaient sur tous les bancs. — Puisque je suis à chercher querelle à mon très distingué confrère, M. le docteur Leprévost, permettez-moi de poursuivre jusqu'au bout. Comment lui, un de nos médecins les plus actifs, les plus éclairés, a-t-il pu se résigner à ne faire partie que d'un Syndicat ? Quel honneur c'eût été pour lui de continuer la tâche de M. Maire. Il y a beaucoup de jeunes médecins maintenant au Havre ; beaucoup ont besoin d'être guidés. La tâche eût été quelquefois bien ardue pour M. Leprévost, mais, aussi, combien méritoire et combien avouable! Toutes les grandes villes de France ont une Société médicale, une Société de chirurgie et même de thérapeutique. Pourquoi n'aurions-nous pas, comme autrefois, notre Société médicale ? Les questions scientifiques et pratiques de la profession y seraient étudiées, hormis les questions d'honoraires, lesquelles concernent chaque médecin en particulier

et ne servent, en public, qu'à créer des haines féroces
entre confrères. Un médecin de Syndicat me répondra
que le Syndicat est utile, que les médecins sont souvent exploités et qu'il faut vivre. Mais pour vivre et
pour être un médecin renommé, faut-il absolument
faire partie d'un Syndicat ? M. Leprévost a-t-il fait
ses études au Syndicat des médecins du Havre ? (1)

Nous n'avons pas l'honneur de posséder au Havre
une Société médicale, mais nous avons la vieille et
toujours active Société d'Etudes Diverses. J'avais vu
avec grand bonheur, dans ces dernières années,
plusieurs de mes confrères demander à en faire partie.
Nous nous sommes retrouvés là en famille, et la
Société médicale qui nous manquait, que je réclamais,
nous l'avons rencontrée au sein de la Société d'Etudes
Diverses. Que cette Société en soit remerciée. (2)

Nous nous sommes retrouvés là, en famille, je le
répète, et toutes les questions du service médical, nous
avons pu les exposer et les discuter.

* *
*

Nous avons parlé de l'Assistance publique telle
qu'elle est organisée au Havre dans les Hôpitaux.
Malgré nos critiques, toutes de détail, on a pu voir

---

(1) Le plus justement regretté des médecins du Havre, M. le docteur
Belot, s'est toujours tenu à l'écart du Syndicat des médecins du Havre.

(2) Il est fâcheux seulement que les discussions médicales, bien que
scientifiques, y aient pris, entre les médecins, un ton tout à fait acrimo-
nieux et gênant.

que nos malades et nos blessés y recevaient les soins les meilleurs. Il n'en est pas de même, hélas, des secours distribués par le Bureau de Bienfaisance, des secours médicaux, bien entendu ; car je ne m'occupe pas d'administration. Je suis médecin avant tout. La Ville donne une certaine somme, une somme énorme, pour ses pauvres ; je ne propose pas d'économie, je propose que, pour les sommes que l'on dépense, nos malades soient mieux soignés. Voilà toute la question. Le reste regarde nos Administrateurs et nos Conseillers municipaux.

Il y a donc des pauvres, il y a des malades, des infirmes secourus par le Bureau de Bienfaisance. Ce sont principalement des familles. Leur liste, on m'a dit qu'elle était dressée, mais tout ce que je peux vous dire, c'est qu'elle est des plus vagues et qu'elle s'est trouvée toujours inconnue des médecins. Le médecin de chaque quartier devrait bien avoir la liste de ses familles, de ses malades. Il ne l'a pas, il ne l'a jamais eue. — Pour peu qu'il soit observateur, il pourra classer les familles secourues par le Bureau de Bienfaisance en deux catégories bien simples :

1° Les pauvres véritables, les pauvres chargés de famille, les infirmes ;

2° Les faux pauvres, les paresseux, les mendiants de profession.

Entre ces deux catégories, le médecin pourrait en intercaler une : les personnes qui, par suite de la maladie ou du manque de travail, se trouvent momentanément avoir besoin de secours, mais qui, sitôt la convalescence achevée, sitôt les jours de chômage passés, doivent être rayés du Bureau de Bienfaisance.

Voilà trois démarcations bien nettes, ce me semble ; ces démarcations devraient exister ; elles n'existent pas, elles n'ont jamais existé.

Je ne veux pas dire du mal des pauvres. Car vous devez comprendre la charité comme moi. La charité doit être inépuisable et pleine de mansuétude pour les vrais pauvres. Le médecin a l'occasion de la pratiquer tous les jours, cette charité. Il la pratique avec son savoir, avec son zèle, avec les ressources que la Ville lui confie. Je connais, dans mon quartier du Bureau de Bienfaisance, de braves familles de pêcheurs, composées de six ou huit enfants, où le père gagne, quand la pêche est bonne, quatre ou cinq francs par jour. Le reste des jours, il gagne moins ou il ne gagne rien du tout. Voilà des pauvres intéressants, si je ne me trompe. Le père peut tomber malade, peut être blessé, peut être noyé, et c'est la misère pour de longs mois, c'est la misère pour toujours. Le médecin, s'il est doublé d'un fonctionnaire et d'un homme de cœur, s'intéressera non seulement à ses pauvres quand ils seront malades, mais encore s'enquerra de leurs moyens de subsistance et des secours qu'ils reçoivent.

Je cite seulement deux cas sur une quinzaine que j'ai recueillis :

Madame X..., âgée de 33 ans, demeurant rue..., nᵒ... Mari malade depuis 2 ans, phtisique, absolument incapable de travailler d'une manière suivie ; mari mort au bout de 2 ans de maladie. La femme se trouve donc veuve avec 4 enfants en bas âge, l'aîné a 5 ans. Le père et la mère étaient parfaitement bien notés d'ailleurs, une famille modèle. — Voilà des pauvres intéressants, n'est-il pas vrai ? Sait-on les secours que le Bureau leur octroie ? 1º Médecin et médicaments en cas de maladie ; 2º quatre pains de six livres par mois. La dame de section, deux francs par mois ; la sœur du Bureau, dix francs tous les trois mois, pour payer le loyer qui s'élève à 200 francs par an. Vin et bouillon deux fois par semaine, sur l'ordonnance du médecin. Et c'est tout, pour les pauvres les plus méritants. C'est bien peu de chose.

Un autre exemple :

Madame M., âgée de 48 ans, rue..., nº..., veuve avec 5 enfants de 3 à 11 ans, reçoit du Bureau : 1 livre de pain par jour. C'est tout. Le médecin et les médicaments en cas de maladie, le vin et le bouillon 2 fois par semaine, sur l'ordonnance du médecin. C'est encore bien peu de chose.

Je pourrais citer bien d'autres exemples, mais je sors peut-être de la question : j'ai manifesté, en commençant, l'intention de ne parler que des secours médicaux. Permettez-moi, cependant, de vous citer plusieurs types de la seconde catégorie, les pauvres peu intéressants, les faux pauvres, les paresseux qui se trouvent inscrits au Bureau, on ne sait comment, on ne sait par qui. Ces faux pauvres ont droit au médecin et aux médicaments et reçoivent les secours du Bureau en bouillon, en vin, et quelquefois même en d'autres secours :

X..., ouvrier de 30 ans, très bien portant, gagne de 5 à 7 francs par jour ; intérieur aisé, très bien tenu, très confortable.

Femme phtisique, très malade ; une enfant de dix ans. Le père, qui n'a pas de vocation pour devenir garde-malade dans son intérieur, s'absente en moyenne 2 ou 3 jours par semaine du domicile conjugal et mange, comme on dit, une partie de son gain avec des personnes mieux portantes. La Ville, par le Bureau de Bienfaisance, paie les frasques du mari. Il y a là un abus flagrant.

Je pourrais vous citer un autre cas semblable. Un autre exemple :

Madame X..., a eu 10 enfants, 5 lui restent et sont tous mariés ou placés et gagnent largement leur vie. Madame X... vit seule, séparée de son mari, elle gagne aussi très suffisamment sa vie, en faisant des ménages. Madame X..., place ses économies à la Caisse d'Epargne, prête, à la petite semaine, à ses voisins les pauvres. Madame X..., grâce aux trains de plaisir, s'est offert 4 ou 5 jours de Paris, pendant l'Exposition. Cette dame est du Bureau, cette dame a droit au médecin et aux médicaments, au vin et au bouillon 2 fois par semaine.

Troisième exemple :

Père malade, peut être considéré comme infirme ; mère très bien portante et alerte, à 58 ans ; deux jeunes filles resplendissantes de santé et de bonne mine. La mère et les deux jeunes filles, qui pourraient gagner leur vie, comme tant d'autres, ne font rien ou presque rien. Toute la famille est du Bureau, à la charge de la ville.

Un autre exemple, encore plus extraordinaire :

M. X., fort comme un athlète, alcoolique invétéré, gagne 6 francs en moyenne par jour, marié ; un enfant. Il est du Bureau, Il est ivre régulièrement tous les jours, il a eu déjà deux ou trois attaques de *delirium tremens*.

Un dernier exemple (je pourrais vous en citer plus de 30 pour ma part) :

Mᵐᵉ X., 65 ans, a ses deux enfants richement établis en ville, souvent malade ; ses enfants ne lui donnent rien. A la charge du Bureau, à la charge de la ville.

Je viens de vous faire passer sous les yeux des types de deux catégories bien distinctes des pauvres du Bureau de Bienfaisance : 1° Les pauvres méritants, les vrais pauvres. Pour ceux-là, le médecin ne saurait jamais avoir trop d'égards. Ils n'ont que des secours insuffisants. 2° Les faux pauvres, les paresseux. Ceux-ci, le médecin les soigne à regret, étonné qu'on lui envoie une carte pour les visiter, étonné qu'ils se rencontrent à sa consultation. Ceux-ci ont des secours exagérés, ou plutôt ils ont des secours auxquels ils n'ont pas droit. Entre ces deux catégories, j'en établirais une intermédiaire, les pauvres *temporaires*, ceux qui auraient droit aux secours, dans un moment de détresse.

La réforme à établir, la voici : Il devrait y avoir, pour chaque quartier, une liste, tenue au courant tous les mois, à la disposition de la sœur, à la disposition de la dame visiteuse de la section, à la disposition du médecin de quartier. Les pauvres non méritants pourraient être rayés par la sœur, par la dame de section, par le médecin (sous la surveillance, bien entendu, des Administrateurs). Des pauvres véritables pourraient y être proposés par l'une de ces trois personnes. Au moins, on saurait l'emploi des ressources que la ville nous confie.

Arrivons enfin à la question véritable, aux secours médicaux du Bureau de Bienfaisance. Permettez-moi de vous donner une idée, très rapide mais très exacte, d'un service médical de quartier.

Le service médical s'effectue : 1° par une consultation ; 2° par des visites à domicile.

La consultation du médecin de quartier a lieu, vous le croyez, tous les jours ? Non. Trois fois par semaine au moins ? non plus. Une fois, une seule fois par semaine. Pendant une heure au plus, défilent devant le médecin des malades en quantité, une centaine souvent. Ce que peut être cette consultation au point de vue médical, vous ririez de moi si je voulais vous le représenter, vous le devinez. La plupart du temps même, les malades ne viennent pas. Pourquoi viendraient-ils ? D'ailleurs, souvent ils sont trop malades. C'est un parent, ou un voisin qui vient à leur place. — « M. le docteur, j'ai mon petit frère qui a mal à la gorge : voulez-vous lui donner un peu de sirop de goudron et d'huile de ricin ? » . . . .

— « Monsieur, mon père tousse toujours : un peu de vin de quinquina et de bouillon, s'il vous plaît ? » . . .
— « Mon petit frère a des démangeaisons par tout le corps : un peu de pommade camphrée, si vous voulez, M. le docteur ? » Et le bon médecin donne tous les médicaments qu'on lui demande, heureux d'en être quitte si vite.

Vous vous imaginez la salle de consultations comme toutes les salles de consultations des hôpitaux : une table avec les instruments indispensables à une consul-

tation, un abaisse-langue, de la vaseline phéniquée,
un lit pour examen, un speculum, de l'eau, de l'eau
phéniquée surtout, dans une fontaine, pour se laver
les mains quand on a touché à un malade ; des bistouris,
de l'ouate, de la gaze antiseptique pour pouvoir
faire un pansement. Il n'y a rien de tout cela. Une
table et du papier, une plume, de l'encre. Je sais bien
qu'il y a une cuvette, dans un coin, et de l'eau croupie,
mais quel médecin oserait jamais y tremper son doigt
avant de toucher à une plaie ? Je sais bien qu'il y a
aussi un abaisse-langue, mais je ne voudrais pas m'en
servir pour mes malades. Quant aux pansements,
quant à la gaze phéniquée, à l'eau phéniquée, il n'y
en a pas. A quoi bon ? Dans son travail, M. Leprévost
ose prononcer ces mots : « Pendant l'année 1888, par
les soins des médecins du Bureau, 23,415 pansements
ont été opérés, dont 16,500 pour la section Sud. »
Je suis fâché de contredire encore une fois M. Leprévost
mais, sait-on combien de pansements ont été opérés
par les médecins ? Car M. Leprévost s'extasie. Je cite
encore ses paroles : « Si l'on songe que ce nombre
considérable de pansements est l'œuvre annuelle de
14 médecins seulement, on voudra bien reconnaître
que le poste de médecin du Bureau de Bienfaisance
n'est pas une sinécure. » Savez-vous, je vous le demande
encore, combien de ces 23,415 pansements ont été
pratiqués par des médecins ? Pas un seul. (1) Tous les

---

(1) La brochure de M. Leprévost fourmille de constatations de cette
exactitude ; je ne m'arrête pas à réfuter ses utopies, telles que la création
d'un droit des pauvres sur les cabarets, etc., etc.

pansements, tous, sont pratiqués par qui ? Par un interne ? Non. Par un infirmier panseur ? Non. Par une sœur qui s'est acquis au Havre une bien triste célébrité, égale à la célébrité du cordonnier de la place Saint-Vincent-de-Paul, par la sœur Louise. Le médecin a beau être là, a beau consulter, a beau se tenir à la disposition des malades pour aller les visiter à domicile ; tout ce qui est plaie, tout ce qui est bosse, ulcère, entorse ou fracture, tout va à la sœur Louise, et Dieu sait dans quel état ils en reviennent. Figurez-vous une salle pleine de charpie et d'odeurs nauséabondes, pleine de chiffons souillés de pus, où la sœur se tient, armée de pinces, de bistouris qui n'ont jamais connu l'eau phéniquée ni la flamme de l'alcool. La sœur Louise n'a peur de rien : elle arrache, brise, coupe tout. La bonne sœur a la poigne solide ; et, sur les plaies, elle applique, non pas des compresses d'eau phéniquée, non pas de la gaze iodoformée ; non, mais de ces bons vieux onguents du temps passé, de l'onguent de la mère Thècle, de la bonne vieille teinture d'arnica, de la pommade de la Sœur je ne sais qui, enfin, des microbes sous toutes les couleurs. Ah ! les pauvres malades du Bureau de Bienfaisance de la ville du Havre ! (1)

---

(1) M. Leprevost estime que le métier de médecin du Bureau de Bienfaisance n'est pas une sinécure. C'est une sinécure pour beaucoup, un métier de manœuvre inintelligent pour d'autres, faute d'organisation d'un service médical. Les places de médecin des Hôpitaux sont au concours. Les places du Bureau, comme la plupart des places de médecin de la ville, sont au choix. C'est un grave préjudice causé à beaucoup de jeunes médecins actifs et consciencieux et, par suite, à beaucoup de malades.

Voulez-vous me permettre maintenant de vous dire comment les visites à domicile sont faites par les médecins du Bureau de Bienfaisance ? Le médecin du quartier reçoit une carte d'*urgence,* délivrée par la sœur. Il y va le jour même, s'il a le temps, ou, plus souvént, le lendemain, le surlendemain. Il est déjà bien bon d'y aller (1). Il examine la figure du malade à distance, lui tâte le pouls, l'ausculte, si cela lui passe par la tête et, en deux tours de mains, il vous lui délivre une ordonnance. La prescription est vague : une tisane, voire même une potion ou des pilules. Et c'est tout. Désormais, le médecin du Bureau connaît le tempérament et la maladie de son malade ; désormais, il le soignera par correspondance, grâce à la consultation hebdomadaire du Bureau. Les parents auront beau aller sonner chez le médecin, il n'y aura plus de médecin pour eux.

Il ne suffit pas d'avoir un médecin, il faut avoir les médicaments. Vous allez croire que les médicaments sont préparés par un pharmacien ? Non. Par un interne en pharmacie ? Non. Par un garçon pharmacien ? — Ils sont préparés par une sœur encore, par une sœur toujours. Aussi les malades en ont pour leur argent et ne se chargent pas toujours de prendre les médicaments qu'on leur délivre. Pharmacie veut dire dépôt de poisons, d'après l'étymologie. Quels titres une sœur

(1) Le même médecin est toujours beaucoup plus empressé à se présenter au guichet de M. Lanel, quand le jour de l'émargement est arrivé ; c'est là une exactitude professionnelle dont il convient de féliciter les médecins du Bureau de Bienfaisance.

peut-elle avoir pour délivrer des médicaments ? Pour ma part, la vue seule d'une potion du Bureau de Bienfaisance m'engagerait à ne pas la prendre. Pas de bouteilles à contenance déterminée, pas de bouchon, pas d'étiquette avec le mode d'emploi (le médecin a beau l'écrire sur l'ordonnance, c'est de l'écriture perdue, l'ordonnance reste au Bureau et n'est jamais transcrite). Les médicaments sont délivrés dans des bouteilles de forme bizarre, jetées à la rue par le débitant, dans des bouteilles représentant tantôt la Tour Eiffel, tantôt le buste de Victor Hugo (pauvre Victor Hugo !).

Autre remarque. En supposant que ces médicaments soient de bons médicaments, sont-ils toujours délivrés en temps opportun ? Jamais, ou presque jamais ; à partir de 6 heures du soir, plus de médicaments, la pharmacie est fermée. La nuit, on a beau carillonner et frapper, tout est sourd ; allez réveiller le pharmacien (1) qui vous donnera les médicaments, s'il a le cœur généreux.

Diable ! me direz-vous, vous avez l'esprit chagrin. Nous ne savions pas ce qu'était un Bureau de Bienfaisance ; la brochure de M. Leprévost nous en donnait une toute autre idée. Je n'ai pas l'esprit chagrin, je ne force pas le ton de mon tableau, je dis les choses comme elles sont, parce que c'est mon droit et mon

---

(1) En cas d'urgence absolue, le malade du Bureau de Bienfaisance tombe à la charge du service médical de nuit payé par la ville. J'ai compté, dans un seul quartier, deux visites par semaine en moyenne faites pour des malades du Bureau, par le service de nuit, quand le médecin du quartier aurait dû les visiter dans la journée.

devoir de le dire, puisque je ne m'attaque qu'au service médical.

Mais les réformes, puisque vous parlez de réformes, quelles sont-elles selon vous ?

Plusieurs réformes ont été proposées et j'ai à vous citer deux opinions principales, émises par deux de mes confrères :

1° L'opinion d'un Conseiller municipal, de M. le docteur Bertel. Cette opinion a été présentée dans une réunion de Février 1890, au Conseil municipal. Cette proposition a été imprimée, je l'ai sous la main: elle est curieuse à lire. Vous pouviez m'accuser tout à l'heure d'avoir l'esprit noir et chagrin. M. Bertel a un esprit encore plus noir, plus chagrin que le mien, quand il parle des Bureaux de Bienfaisance. Moi, j'accuse uniquement le Service médical d'être insuffisant, d'être barbare, d'être nul. M. Bertel n'accuse pas le Service médical, il accuse les sœurs. Je soupçonne M. Bertel, mon ami M. Bertel, d'avoir trop lu *le Juif-Errant* d'Eugène Sue. Pour lui, les sœurs sont toutes de petits *Rodins* en coiffe blanche et en robe de bure.

Je voudrais vous citer des extraits du long martyrologe dont les sœurs sont les bourreaux et dont les malades libres penseurs (libres penseurs, pourquoi mon Dieu ! nous sommes tous libres penseurs, plus ou moins, s'entend ?), sont les victimes. Le remède, pour M. Bertel, le voici. Je cite :

« Nous avons des veuves, des mères, des filles d'employés, des serviteurs de la Ville et de l'Etat dont la situation est autrement intéressante que celle des affiliées aux congrégations religieuses... La ville du Havre ne trouverait-elle pas un avantage immédiat à dédommager ces personnes par une situation stable, au lieu de leur payer des pensions ou de voter des secours dont le nombre se multiplie chaque jour ? »

La proposition de M. Bertel a rencontré peu de succès au Conseil municipal, heureusement pour les médecins, heureusement pour les malades. On n'improvise pas une surveillante comme on improvise un dîner ; et, serait-il vraiment humain d'essayer le dévouement de ces veuves et de ces orphelines (elles nous coûteraient cher, d'ailleurs), sur nos malades ? Puis, ce serait encore des infirmières laïques et la laïcisation, malgré le zèle, l'intelligence et la moralité de quelques-unes, est bien profondément impopulaire au Havre.

2° L'autre réforme a été proposée par M. le docteur Gibert : supprimer les Bureaux de Bienfaisance, les remplacer par les Dispensaires. Que sont ces Dispensaires, comme nous les voyons installés au Havre ? D'abord, ils ne dépendent pas de l'Administration, ils partent d'une initiative privée. Ce sont tout simplement des consultations externes qui peuvent rendre les plus grands services aux malades indigents, quand elles sont faites par un médecin d'une aussi haute valeur que M. le docteur Gibert. Mais en est-il toujours ainsi ? Je me suis laissé dire que ces consultations avaient été confiées, pendant plusieurs semaines, à un amateur de ma connaissance, qui n'avait à

cette époque qu'une seule inscription de médecine.
Quelle médecine pouvait-il faire dans ce Dispensaire ?
Notez aussi où mène ce système de Dispensaire. Rien
ou presque rien pour l'Hôpital, tout à la consultation
externe. Toutes les maladies indistinctement soignées,
par tous les temps, aux consultations externes. Vous
savez pourtant, vous qui n'êtes pas médecins, que
certaines maladies guériraient toutes seules, sans
médecin, avec un peu de diète, avec le repos à la
chambre. Il en est ainsi, souvent, de la rougeole et de
la scarlatine. Combien de ces malades sont morts,
dans les dernières épidémies, pour avoir suivi trop
assidûment la consultation externe ! Puis, au Dispensaire, les médicaments sont délivrés quelquefois
aussi. Sont-ils délivrés par un pharmacien ? Non.
Par un interne en pharmacie ? Non. Encore par une
sœur ? Pas même. Les médicaments sont préparés,
dosés, distribués par une infirmière. C'est encore
pis (1).

*
* *

J'ai été bien long. J'ai abusé de votre attention et
de votre patience ; il est temps de me résumer.

La question administrative, la question du budget,
n'intéresse pas le médecin. La question, pour le
médecin, peut se résumer ainsi :

Une certaine somme, une somme extraordinaire

---

(1) J'aurais mauvaise grâce à attaquer le Dispensaire de M. Gibert,
qui peut rendre des services aux pauvres du Havre. Je combats, de
toutes mes forces, l'idée de vouloir supprimer les Bureaux de Bienfaisance pour les remplacer par des Dispensaires.

est donnée par la Ville, pour assurer à ses malades
pauvres des secours médicaux et pharmaceutiques.
Il ne s'agit pas de demander une augmentation de
dépenses, il ne s'agit pas de demander des économies, il faut profiter des sommes qui sont allouées
pour établir la meilleure assistance publique dans une
des plus libérales et des plus grandes villes de France.

Or, l'assistance publique, telle qu'elle est organisée
au Havre par les Bureaux de Bienfaisance et les
Dispensaires, n'est pas digne d'une grande ville
moderne ; elle est digne tout au plus d'une ville du
moyen-âge ou d'une cité de Hottentots.

Dans les Hôpitaux du Havre, le service médical
est parfaitement organisé. Une seule critique fon-
damentale à faire : au moins le tiers des malades
qui vont se faire soigner à l'Hôpital ne sont pas
indigents. Les patrons doivent payer pour leurs
blessés, les Sociétés de Secours Mutuels pour leurs
membres, les familles aisées pour leurs parents,
même quand ils sont encombrants, les Consuls doivent
payer pour leurs nationaux malades. Une grave
lacune d'hygiène à signaler, au sujet des mesures à
prendre contre les maladies contagieuses : il devrait
y avoir à l'Hôpital un pavillon isolé pour l'érysipèle,
un pavillon isolé pour le croup. Il devrait y avoir une
voiture spéciale pour le transport des maladies contagieuses, pour le transport des blessés.

Les secours médicaux, tels qu'ils sont délivrés par
le Bureau de Bienfaisance, sont complètement insuffisants, sont barbares, presque nuls. *Tous les indigents*

devraient être inscrits au Bureau de Bienfaisance ; (voilà encore ce que le Syndicat des médecins n'a jamais demandé).

Malgré cela, le nombre des inscrits au Bureau est beaucoup trop grand. Les véritables pauvres n'obtiennent que des secours trop minimes. Les inscrits au Bureau de Bienfaisance devraient se répartir en : 1° Inscrits permanents et vraiment méritants ; 2° Inscrits temporaires. La liste devrait être dressée tous les mois et augmentée ou allégée par les soins de la sœur, de la dame de section ou du médecin. Il doit être défendu aux sœurs d'exercer la pharmacie ou la médecine, qu'elles exercent d'ailleurs illégalement et aux dépens de nos malades. Les médecins sont là pour soigner les malades ; le médecin du Bureau de Bienfaisance doit à ses malades du Bureau les mêmes soins qu'aux personnes plus riches. Les consultations devraient avoir lieu au moins trois fois par semaine ; il devrait y avoir un cabinet de consultations, convenablement installé, avec quelques instruments d'examen indispensables, avec une fontaine d'eau phéniquée, une cuvette pour se laver les mains, des pansements antiseptiques. Les médicaments devraient être délivrés par un pharmacien du Bureau, dans des bouteilles à médicaments, avec des étiquettes indiquant le mode d'emploi, à toutes les heures du jour et de la nuit. A Paris, on prépare en ce moment, pour le service de l'Assistance publique, un codex des médicaments les plus simples. Ce livre si utile paraîtra prochainement. Il est à souhaiter qu'il soit adopté au Havre. A défaut de pharmacien installé au Bureau (ce qui serait une économie encore, car, au Bureau, il y a un gaspillage effréné des médicaments), il serait pratique de faire délivrer les médicaments par quelques pharmaciens de la Ville qui accepteraient le tarif réduit. Les choses se passent ainsi à Paris et Paris n'est pas une ville trop arriérée, à mon avis.

Les sœurs du Bureau de Bienfaisance exercent en général une influence des plus heureuses sur les malades qu'elles relèvent par leurs conseils et par leur dévouement. Tous les faits d'injustice qu'on leur prête sont, pour la plupart, inexacts ou dénaturés (1). Mais elles ne représentent pas les opinions religieuses de la totalité des malades du Bureau de Bienfaisance. A côté d'elles, il devrait y avoir des ministres des autres cultes. Avec un peu de complaisance et d'émulation, tous finiraient bien par vivre en bons voisins.

Il serait vivement à désirer, comme le reproduit M. le docteur Leprévost, que les administrations du Bureau de Bienfaisance et des Hôpitaux soient réunies. Je n'ai pas à vous donner les arguments ; vous les trouverez exposés dans le travail de mon très distingué confrère.

*
* *

---

(1) Il arrive fréquemment qu'une famille riche catholique remette à la sœur une certaine somme pour les malades méritants et pratiquants. Au risque d'être accusé de cléricalisme, j'aurai toujours plus de confiance morale en un malade qui va à la messe (la religion n'est d'ailleurs que l'expression de la morale), qu'en un malade abonné du supplément de la *Lanterne*.

Voilà ce que je pense, voilà ce que je voulais dire de notre Assistance publique au Havre. Je n'ai pas l'autorité de l'âge, mais, depuis cinq ans que j'exerce la médecine, j'ai été intimement mêlé à la vie du peuple et j'ai été heureux de vous parler du peuple et de ma profession. On pourra me reprocher de m'être montré passionné sur cette question ; je n'ai eu pourtant l'intention de blesser personne. D'ailleurs, j'aurais voulu n'avoir rien à dire après nos éminents confrères M. le Docteur Leprévost et M. le Docteur Gibert. Il ne s'agit pas de moi, il s'agit ici de justice et de vérité. Ce petit livre n'est pas autre chose qu'un livre de bonne foi.

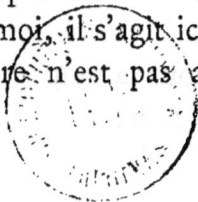

LE HAVRE, 4 JUILLET 1890.

Imprimerie du Journal LE HAVRE (L. Murer, imprimeur)

35, Rue Fontenelle, 35

274